MÉDECINE OPÉRATOIRE OCULAIRE

COURS PROFESSÉ

PAR

Le Dr GILLET DE GRANDMONT

Professeur libre d'Ophtalmologie

LEÇON D'OUVERTURE

Considérations générales

PARIS

COCCOZ, RUE DE L'ANCIENNE-COMÉDIE

—

1887

MÉDECINE OPÉRATOIRE OCULAIRE

COURS PROFESSÉ A L'ÉCOLE PRATIQUE

PAR

Le Dʳ GILLET DE GRANDMONT

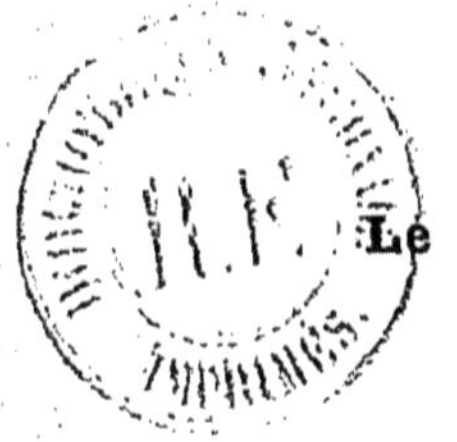

LEÇON D'OUVERTURE. — CONSIDÉRATIONS GÉNÉRALES.

Bien que partisan de la spécialisation tardive dans les étu-des médicales, surtout en ophthalmologie, parce que le travail constant et assidu, l'exercice quotidien de la main peuvent seuls donner la précision dans le diagnostic, la certitude dans le traitement et l'habileté opératoire, je ne pense pas que le médecin puisse se désintéresser de la chirurgie oculaire, ne fût-ce que pour se trouver à la hauteur des circonstances qui commandent une intervention immédiate Je m'adresse donc dans ces leçons aux jeunes chirurgiens qui, éloignés d'un grand centre où se trouve toujours un oculiste, sont contraints de pratiquer sur les yeux les opérations d'urgence.

Ce cours de médecine opératoire a, comme le nom l'indi-que, pour but de familiariser le médecin avec les instruments et les méthodes chirurgicales et de le mettre à même de ré-péter, à tête reposée, l'opération qu'il devra exécuter le lende-main.

Pour ces travaux pratiques, les yeux de porc sont excel-lents. La forme générale du globe rappelle assez exactement celle de l'œil humain et le volume permet l'emploi des instru-ments dont se sert journellement l'oculiste.

Ces yeux récemment énucléés et plongés dans l'eau ordi-naire ou mieux dans le sérum artificiel.

Eau . . . . , . . .	1,000 gr.
Blanc d'œuf . ., ...	n° 1
Chlorure de sodium . . . }	àà 1 gr.
Sulfure de soude. . . }	
Agitez et filtrez,	

conservent pendant au moins 12 heures une transparence et une consistance parfaites.

Montés dans l'ophthalmofantôme ils jouissent d'une mobilité qui rappelle assez bien celle de l'œil humain, tandis que l'instabilité du support oblige la main de l'élève à acquérir la légèreté indispensable au succès de toute opération (1).

Préliminaires. — Avant d'entrer dans l'étude des procédés et méthodes opératoires, vous trouverez bon, sans doute, que je vous dise quelques mots des conditions générales qui précèdent une opération. Par une pratique déjà longue, j'ai acquis une expérience dont je voudrais faire profiter mes jeunes confrères, qui, pour la plupart, se doutent peu des difficultés qui attendent le médecin au début de sa carrière. Plus que tout autre, le jeune oculiste rencontrera des embarras de toute nature dont il aura grand'peine à se délivrer, s'il n'est pas fixé sur la route qu'il doit suivre.

L'une des premières difficultés qui surgissent devant le chirurgien, c'est celle d'amener un malade à accepter une opération même urgente. Le patient s'effraie et de la jeunesse de l'opérateur, et de la promptitude de la décision qu'on attend de lui ; il demeure surtout indécis parce qu'il n'entend point sortir de la bouche du médecin les arguments qui imposent la confiance.

En effet, préparer un malade à une opération n'est pas chose facile. Pour faire pénétrer dans l'esprit d'un patient la conviction qu'une opération est indispensable, il faut posséder soi-même cette conviction, parler à la fois avec douceur et fermeté, faire ressortir les dangers de l'inaction sans toutefois y appuyer cruellement, et mettre en lumière les bénéfices de l'interven-

(1) Pour ce cours professé depuis plusieurs années à l'école pratique de la Faculté, l'éclairage est obtenu au moyen de lampes à incandescence. Les élèves sont groupés deux par deux. L'un tient le photophore et éclaire, l'autre opère et réciproquement. Ils s'aident ainsi et se surveillent mutuellement, s'habituant peu à peu à remplir les conditions de soin et d'attention exigés d'un bon aide.

tion. Il importe d'apprécier à sa juste valeur la question de la douleur sans jamais la présenter au-dessous de ce qu'elle doit être en réalité. Toutes les opérations qui se pratiquent sur le globe de l'œil occasionnent une douleur très faible qui ne peut être comparée à celle que fait éprouver la présence d'un corps étranger sur la cornée. Voilà ce qu'on pouvait dire autrefois ; mais aujourd'hui que la chirurgie possède un anesthésiant de la cornée et de la conjonctive, on peut déclarer que la majeure partie des opérations de l'œil peut être pratiquée sans que le patient éprouve du fait des instruments autre chose que le contact d'un corps plus ou moins résistant. Nous reviendrons un peu plus loin sur la cocaïne et ses applications.

Cette question de la douleur étant rangée au second plan, nous sommes naturellement conduits à repou er d'une façon générale l'emploi du chloroforme, du moins pour toute opération du globe. Au contraire, les anésthésiques généraux deviennent indispensables pour toute intervention chirurgicale qui intéresse la peau dans une étendue assez considérable, comme la restauration des paupières, ou qui nécessitent une grande mutilation, telle que l'ablation des tumeurs orbitaires, l'énucléation du globe, etc. Je ferai connaître plus loin les règles d'une bonne anésthésie.

Choix de la chambre d'opération, du lit, de l'éclairage. — Disposition du malade. — L'opération étant décidée, il s'agit de choisir le lieu où elle sera pratiquée. Une chambre bien exposée, ayant un bon jour sans soleil sera préférable à toute autre. Si une fenêtre se trouve au milieu de la paroi, c'est devant elle qu'il faudra se placer, car cette disposition sera favorable à l'installation du patient, du chirurgien et de ses aides. Les rideaux séront enlevés, relevés tout au moins et solidement maintenus de crainte qu'ils ne viennent à retomber et à troubler l'opérateur en le privant tout à coup de lumière. Aujourd'hui l'application de l'électricité permet du reste d'opérer dans une chambre obscure. Les photophores de Trouvé sont munis de petites lampes à incandescence suffisantes pour donner un éclairage souvent préférable à celui du jour. Ces photophores qui vont vous servir dans quelques instants, Messieurs, sont actionnés par des piles à auges au bichromate de potasse sursaturé, qui sont d'un maniement facile sans être trop encombrantes.

A moins qu'il ne s'agisse d'opérations insignifiantes prati-

quées sur des personnes résolues, il est préférable de faire
étendre le malade sur un lit. Il y a quelques années, alors que
l'opération d'extraction était faite uniquement par le procédé
de Daviel, les chirurgiens faisaient asseoir le patient devant
eux et opéraient avec la main droite l'œil gauche, et avec la
main gauche l'œil droit; mais depuis de Graefe, on a pris
l'habitude d'étendre le malade et d'opérer seulement de la
main droite; cette pratique est assurément préférable parce
qu'elle donne plus d'immobilité au patient et plus de facilité à
l'opérateur. Celui-ci se placera donc à gauche du malade
pour opérer l'œil gauche et derrière la tête pour opérer l'œil
droit.

Un lit en fer et étroit résistant convient merveilleusement
si le dossier n'en est point trop élevé et s'il n'empêche pas les
rayons lumineux d'arriver sur l'œil. Dans le cas contraire, on
fera disposer un nombre suffisant de matelas pour élever la
tête du malade à la hauteur de la main de l'opérateur.

On couche parfois le patient sur des appareils spéciaux dits
tables, fauteuils, ou chaises à opération qui sont très commo-
des assurément; telle est la chaise à opération de Wecker ou la
têtière de Galezowski qui s'adapte à tous les lits et sert à immo
biliser la tête; mais ces appareils ont le grave inconvénient de
ne pouvoir être à la disposition du chirurgien en toute circons-
tance; je dirai plus, ils gâtent la main par les facilités qu'ils ap-
portent à l'opération. Mieux est de s'habituer à opérer partout
et sur n'importe quel lit, plutôt que de se rendre esclave d'une
disposition trop spéciale.

Le malade sera étendu soit déshabillé totalement s'il doit
garder le lit après l'opération, soit délivré seulement des vé-
tements qui pourraient gêner sa respiration ou sa circulation. Il
demandera généralemement à être contenu par des aides,
menaçant de faire des mouvements si on ne lui fixe pas les
mains. Vous refuserez, Messieurs, d'acquiescer à cette de-
mande et, avec le calme le plus parfait, vous direz : « Nous
« ne faisons jamais tenir nos malades ; aucun d'eux ne remue,
« et vous ferez de même, vous abstenant de tout mouvement
« brusque qui pourrait pousser le bras ou la main du chirur-
« gien, main toujours armée d'instruments blessants. » Vous
inviterez les malades à respirer librement et vous ne vous dis-
poserez à opérer que lorsque le calme leur sera revenu et qu'ils
auront répété, à plusieurs reprises, en manière d'exercice,

les mouvements du globe que vous aurez à leur demander pendant les divers temps de l'opération.

Certains chirurgiens ont l'habitude de couvrir l'œil qui ne doit pas être opéré ; cette pratique m'a toujours paru défectueuse ; car le malade devient votre meilleur aide si son œil sain est demeuré libre, puisqu'il peut exécuter tous les mouvements que vous lui demandez.

Antisepsie locale et générale. — L'œil est assurément un des organes les plus résistants de l'économie et l'un des moins disposés à la fonte purulente ; aussi, bien avant qu'on eût recours aux méthodes antiseptiques, obtenait-on généralement des réunions par première intention ; on ne peut donc pas dire que la méthode Lister ait fait faire comme à la chirurgie générale un grand pas à l'ophthalmologie. Toutefois elle a réduit d'une façon considérable les quelques cas de suppuration survenant après les opérations. Il est donc indispensable de placer son malade dans des conditions d'antisepsie absolue. Or, les micro-organismes pathogènes peuvent venir de deux sources, soit de l'air ambiant, soit de l'œil lui-même. Ils peuvent être introduits dans la plaie par l'atmosphère ou par nos instruments, ou bien être déversés par les liquides de l'œil. On comprend donc avec quel soin on doit procéder à l'assainissement de l'air et à l'épuration des instruments, avec quelle minutie enfin il faut faire l'examen de l'œil et de ses annexes et contrôler la propreté générale du malade avant de se disposer à pratiquer une opération.

Votre premier soin, Messieurs, sera donc de visiter les voies lacrymales, les culs-de-sac conjonctivaux : si vous y trouvez de la suppuration, vous vous abstiendrez de toute opération jusqu'au jour où la suppuration aura entièrement disparu.

En tout état de cause, il sera prudent de laver l'œil, la conjonctive palpébrale, les paupières, les sourcils, la figure même avec un liquide antiseptique.

Certains oculistes ont adopté une solution saturée d'acide borique.

        Acide borique.... ....   4 grammes.
        Eau 100   —

D'autres emploient la liqueur de Van Swieten coupée de partie égale d'eau.

Liqueur de Van Swieten.......... } āā 100 gr.
Eau distillée...,.,....... ...., }

La liqueur pure:

Bichlorure d'hydrargyre.........,,... 1 gramme.
Alcool à 80°....................... 100   —
Eau 900   —

convient pour le lavage de la figure, des annexes de l'œil et pour les instruments. On peut se servir aussi de la solution moins irritante de biiodure :

Biiodure d'hydrargyre............ 10 centigr.
Alcool à 80°.................... 100 gram.
Eau,..................,..... 900   —

L'air de la salle dans laquelle sera opéré le malade sera purifié autant que possible. Le meilleur moyen pour stériliser les germes répandus dans l'atmosphère confiné d'une salle est, sans contredit, la pulvérisation de l'acide phénique par l'appareil de Lister. Si le spray phénique est inutile dans certaines conditions où l'on rencontre la pureté absolue de l'air, comme sur le Mont-Blanc par exemple, il est prudent d'en faire usage dans nos cliniques, nos hôpitaux, nos salles de consultations où les malades du dehors constituent sans cesse des sources de suppuration et de contage plus ou moins malsain.

Le spray phénique à 2 1/2 0/0 ne devra jamais être dirigé sur l'œil même du malade, mais, placé à une distance de trois à quatre mètres, il formera autour de l'opéré une atmosphère purifiée qui assainira non seulement le malade, mais encore tout ce qui l'entoure, y compris la literie, le chirurgien et les aides.

Pour certaines opérations, telles que celles d'autoplastie ou de greffe, pour les restaurations palpébrales, etc., il sera indispensable de faire marcher l'appareil de Lister pendant toute la période d'exécution ; au contraire, pendant une opération sur le globe, il sera souvent préférable d'arrêter le spray ou tout au moins de le diriger dans une direction autre que celle du malade, car l'acide phénique même dilué à 2 1/2 0/0 irrite la conjonctive et détermine une cuisson pénible qui provoque de la part du malade des mouvements inutiles, ou dangereux. D'un autre côté, si l'opérateur porte des lunettes la vapeur d'eau se dépose sur ses verres et trouble sa vision.

Pour éviter de transporter des micro-organismes à l'aide de nos instruments, il sera prudent de flamber ceux-ci à la lampe à alcool; mais, comme cette pratique peut offrir des inconvénients pour la trempe des tranchants, on pourra la remplacer par une immersion dans un bain phénique. Certains oculistes laissent même leurs instruments plonger dans la solution tout le temps de l'opération et ne les retirent qu'au fur et à mesure des besoins. On se sert alors avec avantage de cuvettes en gutta-percha dans lesquelles on verse de l'eau phéniquée à 2 1/2 0/0.

> Acide phénique crist............... 2 grammes.
> Eau,..... .... 1000 —

ou une solution saturée d'acide borique.

Je préfère aujourd'hui immerger dans la liqueur de Van Swieten les instruments qui doivent pénétrer dans l'œil.

Les soins de propreté de la part du chirurgien et de ses aides ne sont pas à négliger ; non seulement ceux-ci devront s'exposer aux vapeurs phéniquées ; mais surtout, se laver les mains au savon et les passer dans un liquide antiseptique. Ils éviteront avec soin de presser entre les doigts la partie des instruments qui devra toucher le globe.

Choix et préparation des instruments. Des pièces de pansement. — Pendant que la purification de l'air s'effectue autour du malade, le chirurgien prépare les instruments ou les fait préparer par ses aides. En tout cas, il doit les vérifier lui-même non seulement pour s'assurer que tous ceux dont il aura besoin sont à sa disposition, mais aussi pour constater l'état des pointes et des tranchants. C'est au moyen d'une sorte de petit tambour dont la peau est en canepin qu'on les soumet à l'épreuve ; Si la pointe posée sur le canepin tendu pénètre sous la plus petite pression et sans produire le moindre bruit, on peut être certain qu'elle est irréprochable. Si la section de la peau se fait sous le plus petit effort et sans le moindre temps d'arrêt, on a la preuve que le tranchant est sans défaut. Si les ciseaux coupent le canepin flottant, et surtout le papier de soie mouillé, sans difficulté, on peut conclure que l'instrument est bien fait et que les lames en sont bien aiguisées. Au contraire, les instruments doivent retourner chez le fabricant s'ils ne remplissent pas les conditions ci-dessus, à moins toutefois que le

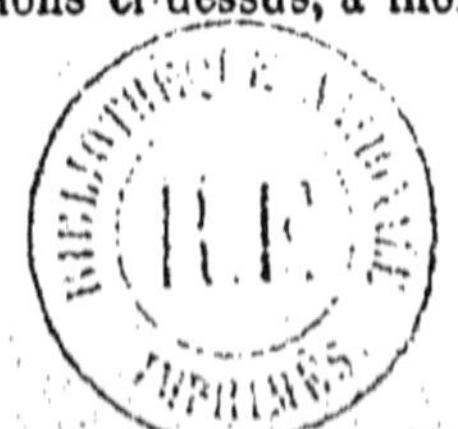

chirurgien se soit exercé à repasser lui-même ses tranchants, ce qui exige une grande habileté manuelle.

Les instruments choisis doivent être disposés sur un plateau ou dans la cuvette de gutta-percha remplie de solution antiseptique, comme nous l'avons dit plus haut. Le plateau est généralement divisé en trois parties : celle du centre contient un chevalet sur lequel on place dans l'ordre dans lequel ils seront employés les couteaux et les instruments piquants ; des deux autres compartiments, l'un est destiné aux écarteurs et aux pinces, tandis que le troisième contient les ciseaux. De cette façon, on peut toujours trouver immédiatement ce que l'on cherche et l'on préserve ses tranchants.

A côté des instruments, on aura soin de disposer des cuvettes et des vases contenant de l'eau tiède rendue antiseptique, ainsi que des éponges fines et purifiées. On ne voit jamais entre nos mains d'éponges ; nous avons pris l'habitude de les remplacer par des fragments de peau chamoisée. Ces peaux, lorsqu'elles sont bien lavées et exprimées, constituent d'excellentes compresses spongieuses dont le contact avec la cornée et la conjonctive n'est nullement pénible. A tous ces préparatifs, il faut ajouter celui des pièces à pansement : les linges pour recouvrir l'œil, les bandes et les épingles. Nous dirons plus loin comment doivent être faits ces pansements.

Des aides. — Leur rôle. — Les aides sont-ils nécessaires pendant une opération ? Je me hâte de répondre que non ; la majeure partie des opérations peuvent être exécutées par le chirurgien seul, surtout depuis l'introduction de la cocaïne en ophthalmologie ; il importe même de s'habituer à s'en passer, afin de pouvoir répondre aux exigences des cas imprévus. Cependant, un aide intelligent est un précieux auxiliaire. Celui qui présentera les instruments après les avoir disposés ainsi que les pièces de pansement dans l'ordre que nous avons dit plus haut, suivra tous les temps de l'opération, surveillant tous les mouvements du chirurgien, préparant chaque instrument avant qu'il soit nécessaire, de façon, à ce que l'opérateur le trouve sous la main dès qu'il en aura besoin.

Ces fonctions, pour être bien remplies, exigent une connaissance exacte de tous les temps de l'opération et une attention soutenue jointe à une grande promptitude dans l'exécution des ordres.

endant l'opération les aides, attentifs et silencieux, s'atta-
cheront, chacun suivant sa consigne, à remplir exactement le
rôle qui lui aura été confié sans se préoccuper outre mesure
des fonctions dévolues à son voisin.

Le chirurgien encouragera le malade par de bonnes paroles
qui le tiendront au courant de la marche de l'opération. Si le
patient s'abandonne à des mouvements désordonnés, le médecin le raisonnera sans jamais le menacer par ces paroles : « Si
« vous bougez, je vous crève l'œil, » paroles imprudentes et
brutales, qui peuvent parfois prêter, dans un esprit peu cultivé,
à une interprétation fâcheuse et même criminelle.

Cocaïne. — Anesthésie locale. — La toilette prélimi-
naire de l'opéré étant faite, ainsi que celle du chirurgien et de
ses aides comme nous l'avons dit plus haut, il s'agit d'insensi-
biliser l'organe.

C'est à la cocaïne que le chirurgien aura recours. Bien que
l'action anesthésiante de la cocaïne sur les nerfs périphériques
fût connue en France depuis 1869 par les travaux de Messieurs
Fauvel, Coupard, Bordereau et Laborde (1), il faut attendre
jusqu'en septembre 1884 pour que ce merveilleux alcaloïde
fasse son entrée dans le monde ophthalmologique, au congrès
d'Heildelberg, sous les auspices d'un jeune médecin de Vienne,
le docteur Koller.

Le sel que l'on emploie le plus communément est le chlorhydrate de cocaïne à cause de sa solubilité. En solution à 5 %
dans l'eau, il agit avec une grande rapidité.

Chlorhydrate de cocaïne......... 25 centigram.
Eau distillée.................... 5 grammes.

Quelques gouttes instillées entre les paupières produisent, en
moins de cinq minutes, une insensibilité absolue des parties
(cornée et conjonctive) avec lesquelles elles ont été en contact.

Dès que l'on voit l'œil pâlir par suite de la contraction des
vaisseaux conjonctivaux, on est sûr d'avoir obtenu une insensibilité suffisante à l'opération. Grâce à ce médicament, l'application de l'écarteur devient plus supportable, le pincement
de la conjonctive par la pince à fixer est à peu près sans

____

(1) V. Formulaire mensuel de Thérapeutique et de Pharmacie, 1884,
numéro 12.

douleur et la section de la cornée absolument indolente. Sur l'iris, la cocaïne demeure sans effet, à moins qu'on ne l'introduise directement dans la chambre intérieure de façon à ce que le liquide vienne au contact du voile membraneux.

Une action fort importante que doit connaître le chirurgien de façon à l'utiliser dans certaines opérations, c'est la diminution de la tension intra-oculaire et la dilatation de la pupille que l'on obtient après des instillations répétées de temps en temps et au bout de quinze minutes environ.

On comprend combien la diminution de la tension est précieuse lorsqu'on doit pratiquer une opération sur un œil dont la pression des liquides est telle qu'elle peut compromettre le résultat de l'opération ; on comprend aussi que la dilatation de la pupille puisse être nuisible ou utile suivant la nature de l'intervention. Il importe donc de savoir que la cocaïne associée à l'ésérine augmente l'action myotique de cette dernière, et qu'associée à l'atropine elle donne une dilatation pupillaire excessive. Le chirurgien peut tirer un grand parti de cette merveilleuse propriété de la cocaïne qui livre, suivant l'expression de M. Weber, l'iris désarmé aux influences des médicaments qui agissent sur la contractilité de ses fibres radiés ou circulaires.

Anesthésie. — Chloroforme. — Son application. — Ses dangers. — Méthode rationnelle. — Paul Bert. — Je vous disais, Messieurs, qu'en principe il faut rejeter l'administration du chloroforme pour toute opération qui n'intéresse que le globe ; il n'en est pas de même pour l'enfant que la crainte seule agite plus encore que la douleur. Nous allons donc passer en revue les règles de l'anesthésie.

Diverses substances ont été préconisées pour obtenir le sommeil. Quelques chirurgiens emploient de préférence l'éther. Ce liquide, cependant, offre des inconvénients parmi lesquels je signalerai l'agitation très prononcée qu'il procure et le danger d'explosion qu'il présente lorsque ses vapeurs étant mélangées à l'air dans certaines proportions on approche une lumière.

Le protoxyde d'azote donne une anesthésie passagère que l'on doit à une réelle asphyxie ; c'est donc un gaz dangereux qui doit être rejeté.

M. Paul Bert, toutefois, a établi que le protoxyde d'azote peut procurer le sommeil tout en permettant l'intégrité et la continuation des fonctions physiologiques, à condition qu'il soit donné dans l'air comprimé.

Pour administrer le protoxyde d'azote par la méthode de M. P. Bert, le médecin est enfermé avec son malade dans une cloche à air comprimé. J'ai pratiqué ainsi un certain nombre d'opérations : Le malade s'endormait instantanément dès que le masque sous lequel arrivait le protoxyde d'azote était placé sur les organes de la respiration et il se réveillait dès que ce masque était enlevé. Mais l'application était si difficile que ce procédé est fatalement tombé dans l'oubli au bout de peu de temps.

L'anesthésique le plus employé est le chloroforme que l'on a soin de formuler : « Chloroforme pur pour anesthésie », car il ne faut point exposer le pharmacien à se tromper sur la qualité du liquide et à envoyer le chloroforme employé pour l'usage externe.

Chloroforme pur pour anesthésie.   150 grammes.

sont souvent nécessaires pour l'adulte. On n'en demandera donc jamais moins ; il faudra même élever le chiffre. si l'on prévoit que l'opération doit être longue, comme cela peut arriver dans les restaurations de la face. 50 gr. sont suffisants pour l'enfant jusqu'à l'âge de cinq ans.

Chez l'adulte, le chloroforme doit être donné avec une sage prudence et jamais avant qu'on se soit assuré de l'intégrité des voies respiratoires et du bon état du cœur. L'existence de simples polypes du nez, en obstruant l'arrière-gorge suffisent à empêcher la respiration.

La vérification faite, le malade est étendu presque horizontalement afin d'éviter les syncopes, le cou est débarrassé de tout lien pouvant apporter une entrave à la respiration ; de même la poitrine est dégagée de façon à faciliter les mouvements respiratoires ; enfin le creux épigastrique est mis à nu parce que c'est sur lui qu'on peut le mieux suivre les mouvements du diaphragme et de la cage thoracique ; c'est sur ce point que l'aide chargé de donner le chloroforme doit toujours fixer les yeux, tandis qu'un autre consulte le pouls.

Le chloroforme sera versé par petites quantités de 10 gr. environ sur une compresse, sur un mouchoir plié en plusieurs doubles et soutenu par la main à une petite distance de l'orifice des voies respiratoires. On donne aussi au mouchoir ou à la compresse la forme d'un cornet au fond duquel on met parfois une éponge et non de la charpie, car celle-ci peut tomber et venir obstruer la bouche, tout au moins brûler les lèvres du patient. On se sert aussi quelquefois de petits appareils auxquels on donne, à cause de leur forme, le nom de nid de pigeon et qui sont formés d'une carcasse métallique recouverte de plusieurs doubles de flanelle sur lesquels on verse le chloroforme.

Toute pénétration brusque et abondante de vapeurs odorantes dans les voies respiratoires donne le sentiment de l'asphyxie ; c'est là, en effet, ce qu'éprouve le patient lorsqu'on lui approche brusquement du nez et de la bouche le linge ou l'éponge imprégnés de chloroforme. La révolte est son premier mouvement et par suite la méfiance survient : c'est ce qu'il faut éviter. Le chloroforme sera donc, au début surtout, donné chez l'adulte avec une extrême modération, afin d'habituer le malade à l'odeur du médicament ; mais, dès que la respiration sera bien établie, on pourra administrer des doses plus considérables en rapprochant davantage l'appareil des voies respiratoires. On arrivera ainsi à abréger autant que possible la période d'agitation et à éviter les vomissements, car les premières contractions diaphragmatiques peuvent être arrêtées par le sommeil chloroformique. Il ne faudra donc suspendre l'anesthésie que si les vomissements se manifestent. Il importera alors d'incliner la tête du malade afin qu'il puisse rejeter, sans souiller toute sa literie, les matières que les contractions du diaphragme auront amenées dans la bouche. Dès qu'elles auront été expulsées, il faudra reprendre l'anesthésie.

La respiration doit se faire chez le malade par le nez et par la bouche, les voies respiratoires doivent donc être largement ouvertes de façon à ce qu'on puisse aisément tirer la langue hors de la bouche, si celle-ci, en se reportant dans l'arrière-gorge venait à fermer la glotte par le refoulement de l'épiglotte.

Tous les accidents dans les inhalations malheureuses ayant été le résultat d'une suspension brusque de la respiration ou des contractions du cœur par suite de l'action du chloroforme sur la moelle allongée, il ne faut pas que le chirurgien ou ses aides perdent un instant de vue le pouls et la respiration.

Signaler les dangers de l'anesthésie, c'est indiquer les moyens qui doivent être mis en œuvre pour rappeler les fonctions suspendues. Je les résume ici brièvement, renvoyant aux traités spéciaux pour plus de détails: ce sont traction de la langue hors de la bouche, respiration artificielle, flagellation, frictions excitantes, électrisation, renversement de la tête en bas, etc. Je dirai seulement qu'on ne doit s'arrêter dans ses efforts qu'après une lutte acharnée et prolongée jusqu'à ce que l'on soit convaincu que tout espoir est définitivement perdu.

On sait qu'il existe trois périodes dans l'anesthésie : 1° la période d'excitation, 2° la période de tolérance, bientôt suivie de la 3me qui est celle de la résolution chirurgicale et qui s'accompagne de toute perte de sensibilité et de contractilité. C'est cette période que doit atteindre l'oculiste lorsqu'il veut opérer pendant le sommeil chloroformique. Lorsque cette période de résolution est obtenue, rien n'est plus facile que de l'entretenir pendant une heure ou plus en plaçant sous le nez du malade de temps en temps le linge sur lequel on laisse tomber 2 à 3 grammes de chloroforme. C'est une sorte de dosage qui permet d'éviter tout danger ; cependant, il ne faut jamais négliger la double surveillance de la respiration et du pouls.

Chez les enfants, le chloroforme se donne d'une façon tout à fait différente. On leur applique brusquement au devant des voies respiratoires, en interceptant presque entièrement l'air respirable, le linge imprégné de chloroforme. L'enfant surpris pousse deux ou trois cris, fait de grandes inspirations et se calme immédiatement comme sidéré ; on éloigne alors légèrement le linge et on continue la chloroformisation en se conformant à toutes les règles que nous avons données plus haut.

Au point de vue de l'oculiste, les principaux reproches que l'on puisse adresser à la chloroformisation et à l'éthérisation reposent sur la période d'agitation qui, en congestionnant la face, peut placer l'œil dans des conditions fâcheuses pour le résultat de l'opération ; sur le réveil parfois brusque et intempestif accompagné de mouvements inconsidérés au moment où le chirurgien a besoin de la plus complète immobilité ; sur les vomissements qui peuvent gêner les divers temps de l'opération ou compromettre le succès par la projection sur la face du malade, sur la literie et le linge de corps de matières irritantes et fermentescibles ; sur les efforts de vomiturition qui peuvent congestionner les lèvres de la plaie, amener des raptus hémorrhagiques ou causer la réouverture de la plaie, surtout quand les vomissements dus au chloroforme durent pendant les douze ou vingt-quatre heures qui suivent l'opération.

Tous ces inconvénients sont à peu près supprimés par la méthode de chloroformisation imaginée par M. Paul Bert. Ce regretté professeur, en effet, dose le chloroforme en proportion de l'air aspiré de telle façon que ce liquide ne peut plus agir comme asphyxiant.

Un appareil assez portatif a été construit par M. le docteur Dubois pour ce genre de chloroformisation dosée ; il se compose d'un soufflet d'une capacité connue dont l'air passe dans du chloroforme et s'y charge de vapeurs qui ne peuvent dépasser la proportion de dix grammes par cent litres d'air. C'est le mélange qui sert au début de l'anesthésie ; lorsque la période de résolution est obtenue, on entretient le sommeil avec huit et six grammes par cent litres d'air. Par l'emploi de ce moyen, l'anesthésie arrive sans secousse, sans révolte, et sans période d'agitation et elle dure aussi longtemps que l'on prolonge l'inhalation ; c'est un moyen d'une sûreté absolue que j'ai employé avec beaucoup de succès et qui se généralisera dans la pratique lorsque l'appareil sera devenu un peu plus portatif.

Toilette. — Pansements et soins de l'opéré. — La toilette du malade après l'opération exige des soins particuliers qui au point de vue de l'antisepsie ont une importance capitale ; aussi, le chirurgien, quelque confiance qu'il ait dans ses aides, doit-il veiller à ce que le patient soit lavé surtout sur les régions qui ont été souillées pendant l'opération, avec le liquide antiseptique qui aura servi au début.

Le chirurgien présidera également au pansement, ou mieux il le fera lui-même ; de cette façon il s'assurera d'abord que les lèvres de la plaie sont bien rapprochées, que les paupières du malade sont bien closes sans être crispées et que le bandage ne sera pas trop serré, ce qui occasionne souvent de vives douleurs et incite le malade à s'agiter, à déplacer sa bande, à lever son appareil, à porter les doigts à l'œil.

Les pièces de pansements qui s'appliquent directement sur le globe consistent généralement en morceaux d'étoffe molletonnée, pelucheuse, hygrophile et purifiée que l'on plonge le plus souvent dans une solution à saturation d'acide borique, dans le double but de parfaire l'antisepsie du pansement, et de permettre à la pièce de linge qui porte le nom de lint boraté de mieux s'appliquer sur le globe en épousant plus exactement les formes de la région. Sur ce lint on dispose du coton cardé pour faire coussin et protéger le globe contre la pression de la bande.

Avec plus d'avantage on se sert des compresses d'ouate et de gaze hygroscopiques de la Société internationale des pansements de Montpellier que l'on taille à la grandeur voulue et que l'on applique en épaisseur convenable sur les yeux. Vous m'avez souvent vu, Messieurs, plonger ces compresses dans une solution de sublimé au 1/2000 ; cette pratique a pour but de faciliter l'application, de rendre l'occlusion plus intime et de préserver la plaie de l'infection venue du dehors. Cependant, dans certaines affections qui relèvent du rhumatisme, il est préférable de faire un pansement sec ; dans ce cas je dépose des cristaux d'acide borique dans l'épaisseur de l'ouate de la compresse ; de cette façon, j'obtiens l'antisepsie de l'air qui, pour arriver jusqu'à l'œil, doit traverser une couche d'acide borique ; j'obtiens également celle du globe, puisque les larmes qui sont les premiers phénomènes de l'irritation sont absorbées par les compresses hygrophiles, dissolvent l'acide borique et forment pour l'œil une nouvelle couche antiseptique.

Les deux yeux doivent être couverts chaque fois que l'immobilisation de l'œil opéré est absolument nécessaire. En effet, on obtient ainsi un repos bien plus complet de l'organe. Pour achever le pansement, on se sert le plus généralement d'une bande de flanelle : la souplesse de ce tissu, surtout s'il est léger, permet une application plus exacte des tours de bande en huit de chiffre.

On n'est point d'accord sur l'époque à laquelle doit être levé le premier pansement. Certains oculistes estiment que les pansements rares sont préférables, ils espèrent ainsi mettre la plaie dans des conditions parfaites pour la cicatrisation, et pour l'antisepsie. Il est facile de répondre que si l'antisepsie a été obtenue une première fois, elle pourra l'être encore au pansement suivant ; que la réunion par première intention n'exige pas plus de quelques heures ; enfin que, s'il survenait une complication, il serait préférable que le chirurgien en fût informé de bonne heure afin de pouvoir y parer à temps. Ce sont ces considérations, Messieurs, qui m'ont conduit à lever l'appareil de tous mes malades graves 24 heures après l'opération.

On avait autrefois coutume de garder les malades dans un repos absolu et une obscurité complète pendant une quinzaine de jours au moins ; c'était assurément excessif. Aujourd'hui que la réunion immédiate des plaies est la règle, que l'inflammation c_nsécutive aux opérations est l'exception, on peut être moins exigeant, et se contenter d'un repos au lit de 48 heures et d'un séjour dans une chambre obscure pendant environ une huitaine. L'alimentation des malades doit se faire dès les premiers jours en évitant toutefois de leur donner rien qui puisse exiger les efforts violents de mastication.

Chez certains malades, l'occlusion des yeux jointe à l'émotion qui a accompagné l'opération produit une sorte d'excitation cérébrale qu'il importe d'éviter. J'ai souvent recours chez les vieillards qui ont peu de sommeil en général, et surtout chez les personnes qui sont ordinairement agitées, à une potion de bromure et de chloral qui leur procure une nuit excellente.

<pre>
Bromure de potassium...............｜
Hydrate de chloral.................｜ àà 1 gramme.
Sirop de groseille............... ...   50   —
</pre>

à prendre dans un peu d'eau.

Les conditions d'antisepsie que nous avons indiquées comme devant être observées au moment de l'application du premier pansement doivent l'être avec non moins d'exactitude lors de la levée de chaque appareil.

Telles sont, Messieurs, les règles générales que vous devez toujours avoir présentes à l'esprit lorsque vous aurez à pratiquer une opération.

Je serai heureux si leur connaissance, jointe à l'habileté manuelle que vous acquerrez dans les leçons suivantes par les exercices pratiques auxquels vous vous livrerez sous mes yeux, vous donnent une juste confiance en vous-même, et vous font à jamais perdre cette audace qui n'appartient qu'à l'ignorance pour vous laisser celle qui est le propre du vrai mérite.

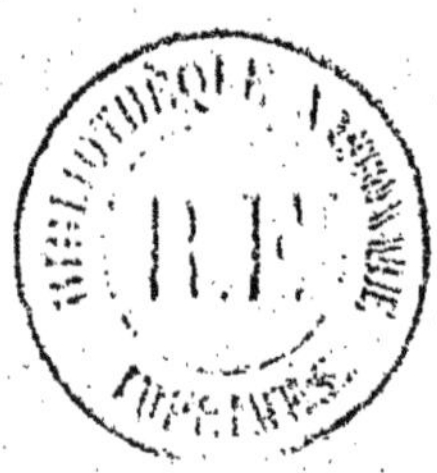

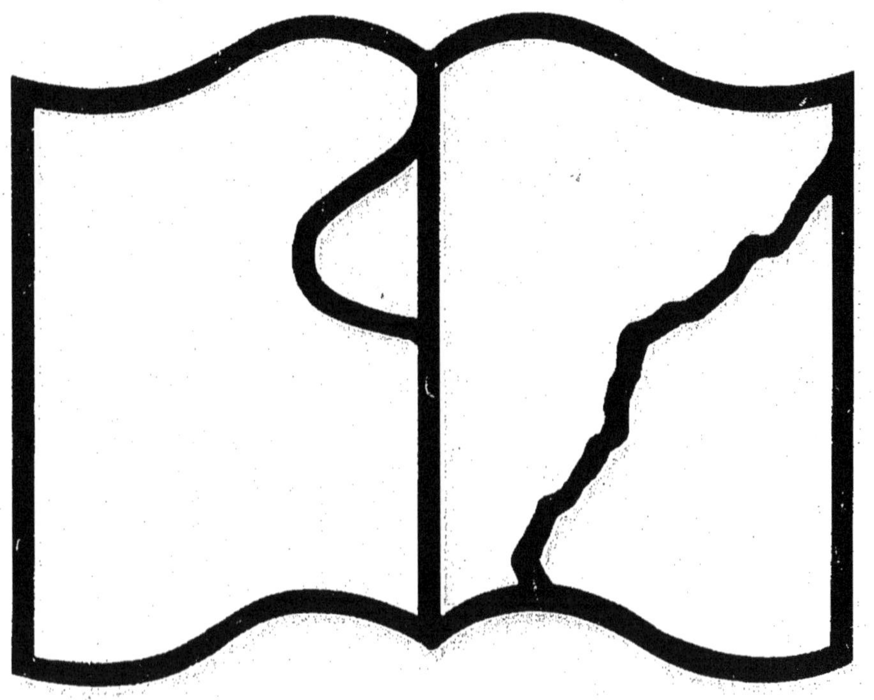

Texte détérioré — reliure défectueuse

NF Z 43-120-11

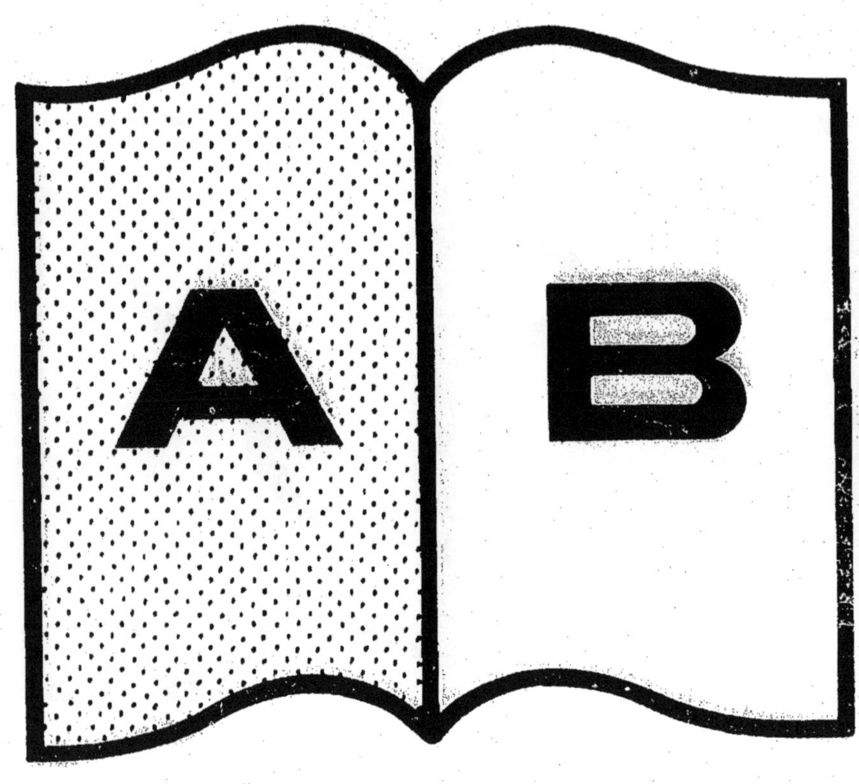

Contraste insuffisant

NF Z 43-120-14